DE LA

THORACENTÈSE

DANS LE

TRAITEMENT DE LA PLEURÉSIE AIGUË

PAR

E. LEMOINE,

Docteur en médecine de la Faculté de Paris,
Pharmacien de 1re classe,
Ancien interne des hôpitaux de Paris.

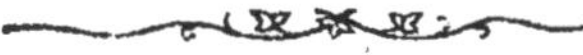

PARIS
A. PARENT, IMPRIMEUR DE LA FACULTÉ DE MEDECINE
RUE MONSIEUR-LE-PRINCE 29 ET 31

1876

DE LA

THORACENTÈSE

DANS LE

TRAITEMENT DE LA PLEURÉSIE AIGUË

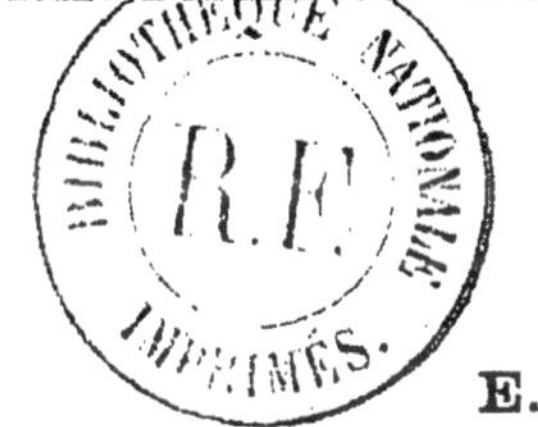

PAR

E. LEMOINE,

Docteur en médecine de la Faculté de Paris,
Pharmacien de 1re classe,
Ancien interne des hôpitaux de Paris.

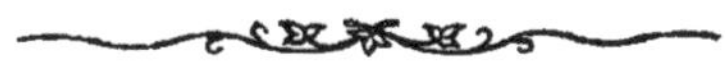

PARIS

A. PARENT, IMPRIMEUR DE LA FACULTÉ DE MEDECINE

RUE MONSIEUR-LE-PRINCE 29 ET 31

1876

A LA MÉMOIRE

DE MON EXCELLENTE MÈRE

A MON PÈRE

A M. LE DOCTEUR VULPIAN

Doyen de la Faculté de médecine de Paris.

A M. LE DOCTEUR BROUARDEL

Professeur agrégé à la Faculté de Médecine.

Je le prie d'accepter mes remerciements pour la bienveillance qu'il m'a toujours témoignée.

DE LA

THORACENTÈSE

DANS LE

TRAITEMENT DE LA PLEURÉSIE AIGUË

« Nulla autem est alia pro certo noscendi via quam plurimas et morborum et dissectionum historias tum aliorum, tum proprias collectas habere et inter se comparare. »

(MORGAGNI. — *De sedibus et causis morborum.* Livre IV.)

INTRODUCTION.

Nous n'ignorons pas qu'un grand nombre de travaux ont été écrits sur le sujet qui nous occupe, mais chacun l'envisageant à un point de vue différent, nous pensons que la question ne peut que gagner à être examinée sous ses diverses faces. Le point qui nous a paru le moins élucidé et donner lieu aux plus vives controverses, est celui-ci : à quelle époque la thoracentèse doit-elle être pratiquée?

Nous espérons que les nombreuses observations que nous rapporterons, que les tableaux statistiques que nous établirons, nous permettront de répondre à cette question. A ceux qui nous accuseront de témérité de venir, après les discussions de l'Académie de médecine et celles de la Société médicale des hôpitaux, préconiser la thoracentèse, comme si les résultats publiés par ces corps savants ne suffisaient pas pour faire adopter cette opération sans conteste, nous répondrons : non, cela n'a pas suffi. En vain Laënnec a écrit : « L'opération de la paracentèse du thorax est beaucoup moins grave qu'on ne le pense communément ; son succès dépend moins de l'état de la plèvre que de celui du poumon, et, quand cet organe n'est pas altéré dans sa texture par des tubercules nombreux ou par une eschare gangréneuse étendue, l'opération doit presque toujours réussir. »

En vain Trousseau a dit, et sa voix est de celles que l'on doit écouter : « Cette opération est complètement exempte de dangers, et les inconvénients qu'on lui a attribués sont purement imaginaires. On recule devant cette opération, on hésite, on attend, et ce n'est qu'à la dernière extrémité, lorsqu'on voit la mort imminente, que l'on se décide à employer le trocart. A peine quelques médecins plus hardis y ont-ils recours dans des cas moins désespérés ; dans la pratique des villes et des campagnes, elle est fort négligée, malgré l'accueil favorable qui lui est fait dans les hôpitaux. »

M. le Dr Blachez disait, il n'y a pas longtemps encore : « Hors des hôpitaux, la thoracentèse, quelque bénéfice qu'elle assure, ne sera jamais qu'une opération extrême ou tout au moins de réserve. » Nous espérons qu'il n'en sera pas toujours ainsi, que les praticiens s'apercevront enfin que la temporisation qu'ils s'imposent au nom d'une sage prudence, pourrait bien n'être qu'une grande témérité.

Ce que nous désirons, c'est montrer la simplicité et l'innocuité de la thoracentèse, le meilleur moyen de vulgariser cette précieuse conquête de notre époque.

Nous étudierons :

1° Succinctement la formation, complètement la composition de l'exsudat ;

2° Les accidents que sa présence occasionne dans la poitrine ;

3° Le moment opportun où l'opération doit être pratiquée ;

4° L'influence que l'âge, le sexe, la durée de l'épanchement peuvent avoir sur le résultat.

FORMATION ET COMPOSITION DE L'EXSUDAT.

Bien que la marche de la pleurésie aiguë offre de grandes variétés, que la fièvre, envisagée dans cette maladie, ne présente pas de défervescence brusque comme dans la pneumonie, les choses se passent généralement comme il suit : la fièvre croît pendant trois à cinq jours, puis elle persiste, oscillant autour de son maximum (entre 38°,5 et 39°,5) tant que l'épanchement subit une augmentation continue, c'est-à-dire pendant deux à quatre jours. Cette phase d'augment a ainsi une durée comprise entre un maximum de cinq jours et un maximum de neuf (Jaccoud), entre huit et dix jours (Hardy et Béhier), entre le quinzième et le vingtième jour (Voillez et G. Sée), après quoi est établie une période stationnaire qui est essentiellement caractérisée par les phénomènes de l'épanchement; la fièvre tombe alors ou devient insignifiante. La durée de la phase strictement stationnaire est très-variable; dans certains cas, le maximum de l'épanchement persiste à peine durant vingt-quatre heures, dans d'autres il s'écoule de trois à cinq jours avant toute diminution appréciable. Le plus souvent le liquide, après avoir semblé diminuer, reste stationnaire, si même il n'augmente pas.

De l'exsudat séreux. — Dans tous les cas de pleurésie aiguë, dont nous avons observé le liquide, nous l'avons trouvé de couleur citrine, transparent ou un peu louche et lactescent, se prenant presque toujours spontanément en une masse tremblotante ayant l'aspect d'une gelée; dans deux circonstances, pourtant, la coagulation ne s'est effectuée qu'au bout de cinq à six heures.

Le microscope donne peu d'indications sur sa nature; on y trouve des leucocythes en proportion variable, des cellules épithéliales, mélangées à des granulations diverses de nature graisseuse, et des gouttelettes graisseuses.

Il présente toujours une réaction alcaline au papier réactif.

La densité a constamment varié de 1018 à 1024, à la température de 15°.

Il est de la plus haute importance d'opérer toujours à la même température, car, tandis que les liquides peu riches en matières solides varient d'un degré au densimètre par 5 à 6 1/2 degrés de température, les liquides riches varient de 1° au densimètre par 4 à 4 1/2 degrés de température.

La densité ne permet point d'ailleurs de conclure mathématiquement le poids des matières dissoutes, à cause de la grande proportion de gaz renfermée dans les liquides; on se rend compte facilement de ce fait en observant trois ou quatre fois le même liquide en vingt-quatre heures; les résultats peuvent différer de plus d'un degré.

Ces liquides sont coagulables par la chaleur seule, mais leur alcalinité est parfois tellement considérable, qu'une faible partie se coagule; aussi doit-on les aciduler légèrement avec l'acide acétique.

L'alcool concentré en précipite l'albumine, la métalbumine et la paralbumine, qui y existent en quantité très-variable, souvent aussi une matière extractive analogue à la gélatine. La solution concentrée de sulfate de magnésie en précipite l'hydropisine; je ne l'ai, pour ma part, rencontrée qu'une fois.

Un courant d'acide carbonique en précipite de la fibrine. On obtient le même résultat par le battage, que l'on peut renouveler trois ou quatre fois à quelques heures d'intervalle ; à chaque opération on en obtient une nouvelle quantité, mais de plus en plus faible. La formation de cette nouvelle fibrine est due au dédoublement de la plasmine de Denis en fibrine concrète, et en une autre substance que le même auteur a nommée fibrine dissoute.

Dosage des éléments de l'épanchement. — Nous avons analysé huit liquides séreux en dosant, 1° la fibrine ; 2° les matières organiques réunies ; 3° les matières minérales.

Fibrine. — Nous l'avons séparée par le battage, en opérant, comme le recommande M. le Dr Méhu (1), en trois fois ; chaque partie étant battue à quatre heures d'intervalle. Nous avons jeté le liquide sur un tamis de soie foncée et malaxé longuement le résidu jusqu'à ce qu'il soit blanc et élastique ; nous l'avons ensuite desséché dans une capsule de platine, à l'aide d'un bain de sable maintenu à la température de 105°.

Leucocythes. — Nous avons eu recours à un moyen indirect de dosage qui nous a donné des résultats très-comparables ; voici en quoi il consiste : le liquide étant rendu homogène par l'agitation, nous en avons évaporé 100 gr. dans une capsule de platine. Le résidu représentait le poids du résidu sec pour 1 kilogr. de liquide brut. Nous avons répété la même opération avec même quantité de liquide filtré. La comparaison des deux poids, duquel nous retranchions le poids des matières minérales, déterminé par une autre opération, nous a donné la quantité des éléments organiques en suspension dans le liquide, et dont les leucocythes forment la masse presque exclusive.

(1) Analyse des liquides de la plèvre, 1872.

Matières minérales. — Nous avons évaporé 50 grammes du liquide, sans le porter à l'ébullition ; vers la fin de l'opération, nous avons élevé la température à 105 degrés pour éviter, autant que possible, la fusion et la volatilisation des sels, du chlorure de sodium, entre autres, et faciliter la combustion du résidu charbonneux. Cet état obtenu, nous avons lavé le résidu pour enlever les sels solubles. La partie restée sur le filtre a été ensuite incinérée pour rechercher les sels insolubles.

Nous avons, pour le dosage, suivi la marche indiquée par notre maître regretté Balard, dans ses leçons d'analyse quantitative faites au Collége de France.

N° d'ordre des observations.	Jour de la maladie où a été pratiquée la ponction.	Poids du liquide extrait.	Densité à la température de 15°	Résidu sec par kil. de liquide.	Fibrine.	1 kilogr de liquide donne :				
						Matièr. organ.	Sels			
							Carb. alcal.	Chlorure.	Sulfate.	Phosphates.
N°s 15	Le 12e jour.	1900	1.024	67.20	0.52	56.20	3.9	3.4	0.8	1.6
— 16	— 11e —	1420	1.020	58.12	0.49	50.4	3.0	2.5	0.9	1.5
— 17	— 14e —	860	1.021	69.15	0.56	50.9	2.5	2.8	1.5	1.8
— 18	— 12e —	2400	1.021	64.18	0.43	55.8	3.6	2.4	1.2	0.9
— 19	1re p., 12^e j.	1700	1.023	61.20	0.19	53.2	2.4	2.9	0.2	1.8
— —	2e — 21e —	2300	1.021	59.05	0.61	51.2	2.5	2.8	0.7	1.8
— 20	1re — 14e —	1525	1.020	59.20	0.12	51.4	2.9	3.2	0.6	0.8
— —	2e — 20e —	1100	1.019	62.25	0.45	53.8	2.4	2.9	1.7	0.9

La comparaison de ces diverses analyses nous montre

Que le poids du résidu sec, dans la pleurésie aiguë, est toujours au-dessus de 58 gr.,

Que la moyenne de la quantité de fibrine est d'environ 0gr.,45 par kilogr. ;

Que dans les deux observations 19 et 20, où elle existait en petite quantité, il a fallu faire deux ponctions ; qu'après la première opération, la proportion de fibrine s'est élevée considérablement, et qu'enfin la maladie s'est terminée par la guérison.

Les matières minérales varient entre 7, 5 et 9 grammes par kilogramme.

Nous remarquons que la densité des liquides à 15° est toujours supérieure à 1.019.

On peut donc conclure que :

Tout liquide pleural pour lequel le densimètre indique une densité supérieure à 1.019, *à la température de* 15°, *et qui se prend en masse plus ou moins consistante appartient à une pleurésie aiguë franche, qui guérira d'autant plus rapidement que le coagulum sera plus ferme.*

M. Mehu, dans son remarquable mémoire sur les épanchements séreux, a consigné des chiffres qui ne diffèrent pas sensiblement des nôtres, et, quoi qu'il ne s'agisse plus de pleurésie aiguë, les conclusions auxquelles il est arrivé sont tellement remarquables et complètent tellement nos observations, que nous ne pouvons les passer sous silence. Nous les citons textuellement.

Tout liquide pleural, pour lequel le densimètre donne une densité inférieure à 1,015 *à la temperature de* 15°, *indique que l'épanchement est sous la dépendance d'un obstacle à la circulation : il y a hydrothorax. Le pronostic dépend ici de la lésion primitive, plus grave ordinairement que l'épanchement lui-même.*

Tout liquide pleural qui donne une densité supérieure à 1.018 *à* 15° *et qni ne contient pas de fibrine, indique une lésion de la plèvre due à la présence d'un produit hétérologue (tubercules, cancer), lésion le plus souvent fort grave; aussi ces liquides sont-ils d'un pronostic fâcheux.*

De très-nombreuses observations recueillies dans le service de M. Potain à l'hôpital Necker, à l'hôpital de Lille viennent à l'appui de ces conclusions; jusqu'à présent aucun fait n'est venu les infirmer.

Urines dans la pleurésie aiguë. — Nous avons analysé

chaque jour (en commençant la veille de l'opération) les urines du malade dont l'observation porte le n° 15.

Nous avons dressé un tableau relatant :

1° La quantité rendue par jour ;
2° La densité ;
3° L'urée éliminée par litre et en 24 heures;
4° L'acide phosphorique id.
5° Le chlore id.

Nous avons cherché à doser aussi les matières azotées moins oxygénées que l'urée (créatine, créatinine, tyrosine, leucine, inosite, acide urique) et dont le dernier terme d'oxydation est l'urée ; mais les procédés volumétriques que nous avons employés ne nous ayant pas paru donner de résultats exacts, nous ne nous permettrons aucune conclusion à cet égard.

Dosage de l'urée. — Nous avons employé le tube et les tables d'Esbach, en ayant soin de titrer tous les 3 jours notre liqueur d'épreuve, pour être sûr de l'exactitude de nos résultats.

Dosage de l'acide phosphorique. — Nous nous sommes servi de la solution de sulfate de magnésie et de chlorhydrate d'ammoniaque, et avons dosé l'acide phosphorique anhydre à l'état de pyrophosphate magnésien.

Dosage du chlore. — Nous n'avons pas jusqu'ici parlé de la réaction des urines, hâtons-nous de dire qu'elle est toujours acide.

Pour doser le chlore, nous avons additionné le liquide de quelques gouttes d'acide azotique et de chromate de potasse, qui rend facilement visible la fin de la réaction, puis précipité par le nitrate d'argent.

A l'inspection du tableau ci-joint relatant les résultats de nos 18 analyses on remarque :

Que immédiatement après la thoracentèse :

La densité des urines augmente considérablement, le 4ᵉ jour 1.019, le 5ᵉ jour 1.020, le 6ᵉ jour 1.021, elle se maintient les 4 jours suivants 1.018, 1.018, 1.020, 1.018, puis baisse sensiblement et descend même au-dessous de la normale. Il semble donc que l'élimination des matières solides de l'épanchement se fasse avec une grande rapidité, et que plus tard quand le malade entre dans la période de réparation les matières solides diminuent dans l'urine.

L'urée éliminée croît avec la quantité d'urine rendue, laquelle augmente après l'opération. Nous voyons du jour au lendemain un écart considérable. La veille de la ponction 6.66, le jour même 12,53, le lendemain 17.5. Mais c'est surtout vers le 11ᵉ jour qu'elle devient considérable. comme la quantité rendue 11ᵉ jour 1.050 gr. d'urine 11.34 d'urée ; le 12ᵉ jour 1.400 gr. d'urine 17 gr. 50 d'urée ; le 13ᵉ jour 1.230 gr. 12 gr. 91, etc. Le dernier jour (17ᵉ de l'opération) 13 gr. 23, quantité normale pour un homme dont l'appétit est modéré et qui ne quitte pas l'appartement.

Nous trouvons peu de rapports entre l'urée, la température et la respiration. Après l'opération l'urée augmente notablement, la respiration diminue; nous assistons donc à un mouvement de dénutrition, puisque la température baisse en même temps.

Les phosphates s'éliminent en quantité croissante et quasi mathématiquement jusqu'au 12ᵉ jour, puis survient une progression décroissante jusqu'à la guérison.

Les variations des chlorures sont absolument celles des phosphates, ils augmentent et diminuent de la même façon et arrivent au jour de la guérison à atteindre la proportion normale.

ANALYSE DES URINES. — Obs. XV

Jours de la maladie		11e	12e	13e	14e	15e	16e	17e	18e	19e	20e	21e	22e	23e	24e	25e	26e	27e	28e	29e	30e
— de la thoracentèse			1er	2e	3e	4e	5e	6e	7e	8e	9e	10e	11e	12e	13e	14e	15e	16e	17e	18e	19e
Quantité par jour		680	950	1100	1050	900	750	640	900	1220	900	850	1050	1400	1230	1250	1400	1120	1050		
Densité		1016	1016	1015	1015	1010	1020	1021	1018	1018	1020	1018	1045	1015	1015	1014	1016	1013	1015		
Urée éliminée.	par litre	9.80	13.30	15.5	15.8	18.8	21.5	15.4	13.2	9.8	12.40	13.5	10.8	12.5	10.5	10.4	12.5	10.6	12.6		
	par 24 h.	6.66	12.53	17.05	16.59	16.64	16.12	9.85	10.88	11.05	11.16	11.47	11.34	17.50	12.91	13.00	17.50	12.93	12.23		
Acide phosphorique	par litre	1.50	1 »	1.8	4.5	4.2	3.6	3.8	2.25	6.40	7.20	8.20	7.5	6.4	7.4	5.2	4.2	2.2	2 »		
	par 24 h.	1.02	0.9	1.9	4.7	3.78	2.70	2.42	2.02	7.80	6.48	6.91	7.87	8.96	9.10	6.50	5.88	2.46	2·10		
Chlore	par litre	3.5	4.6	4.2	3.5	3.6	7.4	8.5	7.4	7.8	8.4	12.2	8.5	8.2	7.8	7.4	5.2	3.2	2.5		
	par 24 h.	2.38	4.37	4.62	3.67	3.24	5.53	5.42	6.66	9.42	7.56	10.38	8.92	11.48	9.59	9.15	7.28	3.58	2.66		
Températures vespérales axillaires (par degrés).		38.2	39.2	38.2	38 »	37.8	37.8	37.6	37.4	37.2	37.6	37.4	37.8	37.4	37.6	37.4	37.6	37.2	37·2		
Pouls		68	82	80	74	78	78	72	72	68	72	74	76	72	74	74	72	72	68		
Respirations		42	38	44	36	34	36	36	32	32	34	34	36	32	34	36	34	32	32		

COMPLICATIONS ET DANGERS DES ÉPANCHEMENTS SÉREUX.

Il n'est pas aujourd'hui un seul praticien instruit qui ne soit convaincu que, dans le cours d'une pleurésie aiguë, la mort ne puisse survenir par les progrès seuls de l'épanchement et que, quand cette terminaison funeste n'a pas lieu des conséquences fâcheuses pour le malade peuvent naître. Nous ne nous occuperons que des accidents les plus graves, et parmi eux, de ceux auxquels peut remédier la thoracentèse.

Nous les distinguerons en accidents immédiats et consécutifs.

1° *Accidents immédiats* (Mort subite et asphyxie). — La présence d'un épanchement considérable peut amener la mort d'une façon brusque et inattendue.

Trousseau en cite quatre cas dans sa Clinique et, si l'on parcourt les journaux de médecine, on en trouve de nombreux exemples, ils se ressemblent tous : « le malade porteur d'un épanchement plus ou moins considérable, siégeant à gauche le plus souvent, a été tout à coup pris d'une syncope au moment où il venait de faire un mouvement, et il a succombé. Telle est la formule, à la suite de laquelle viennent ordinairement les réflexions de l'auteur, regrettant amèrement de n'avoir pas pratiqué la ponction. Hâtons-nous de reconnaître que les cas suivis de mort par asphyxie sont aujourd'hui rares, grâce à l'emploi plus fréquent du trocart.

C'est là évidemment le résultat des succès obtenus et publiés par les premiers médecins qui ont pratiqué la thoracentèse, mais ce n'est pas assez.

On croit à l'asphyxie, lorsqu'on est en présence d'une dyspnée considérable, on ne croit pas à la syncope, parce que les phénomènes précurseurs manquent. Et en effet, si l'on n'avait pas les exemples précédents, qui pourrait croire que le sujet que vous voyez chaque jour peut mourir subitement? l'épanchement n'est pas énorme, la dyspnée n'est pas très-intense; il est vrai que le plus souvent c'est le côté gauche qui est atteint, circonstance défavorable, le cœur est dévié à droite et bat sous le sternum, etc., etc. Mais combien de malades dans les mêmes conditions n'avons-nous pas vus guérir par la médication interne: chez qui l'épanchement s'est résorbé en quelques semaines et sans que nous ayons eu occasion d'observer la moindre syncope. Voilà ce qu'on nous répond et cela est vrai, c'est pourquoi on tarde tant à pratiquer l'opération.

Devons-nous donc nous baser sur notre seule expérience? Celle des praticiens qui nous ont précédés ne doit-elle pas nous servir? Nous nons bornerons à en citer quelques cas et en première ligne les quatre faits qui ont pour ainsi dire contraint le professeur de l'Hôtel-Dieu à ponctionner la poitrine dans tous les cas analogues : le 1er en 1832 qui le surprit au dernier point, tant il était en contradiction avec ce qui était écrit par la plupart des auteurs sur le peu de gravité de la pleurésie et surtout avec cette loi posée par Louis : « Que la pleurésie n'est jamais une cause immédiate de la mort »; l'épanchement assez considérable siégeait à gauche, avec dyspnée intense et le cœur rejeté à droite. Deux autres faits venaient, onze ans plus tard, donner un nouveau démenti à la loi de Louis: chez l'une de ces malades l'épanchement occupait la cavité pleurale droite et remontait jusqu'à la clavicule; chez l'autre c'était la plèvre gauche qui était atteinte, l'oppression était très-marquée, la respiration faible, anxieuse, incomplète, le pouls misérable; en présence de ces symptômes, Trousseau donna l'ordre à son interne de surveiller la malade et de faire la ponction si la vie semblait près de s'éteindre; sans que l'oppression augmentât la malade succombait tout à coup dans la soirée.

Enfin en 1847, il vit encore un malade lui échapper pour avoir différé de quelques heures l'opération qui lui paraissait le seul moyen efficace à employer, vu l'abondance de l'épanchement et malgré le peu de dyspnée ; il avait vu ce malade dans la soirée, et quand il revint le lendemain pour le débarrasser de son épanchement, il avait succombé après quelques heures d'agonie indéfinissable, de syncopes répétées, de délire, sans dyspnée considérable. L'illustre praticien déplore cette fatale temporisation qui lui enlevait un nouveau malade, mais ce fut le dernier: dès lors il pratiqua la paracentèse thoracique chaque fois que l'épanchement était un peu étendu, surtout lorsqu'il siégeait à gauche, et chaque fois avec succès. A ces faits déjà assez éloquents nous pouvons en ajouter bien d'autres; M. Laveran (1) a vu mourir trois malades chez lesquels la thoracentèse proposée par lui avait été rejetée après consultation. Nous trouvons dans le mémoire de M. Lacaze Duthiers onze cas de mort chez des individus atteints de pleurésie aiguë avec épanchement. M. le docteur Oulmont (2) rapporte, dans son travail sur la pleurésie chronique, deux observations analogues dans lesquelles l'épanchement, bien que considérable, ne s'accompagnait que d'une dyspnée médiocre. Chomel a rencontré plusieurs cas de ce genre. Cruveilhier, dans un article sur la pleurésie (3), cite deux exemples de cette terminaison. M. Thibierze, dans un mémoire inséré aux Archives mentionne le fait d'un pleurétique dont l'épanchement était à droite et qui succomba à une syncope. Telle est encore l'observation présentée par M. Netter à la

(1) Pilat. Thèse de Paris, 1872.
(2) Thèse de Paris.
(3) Dictionnaire de médecine et de chirurgie pratiques, 1852.

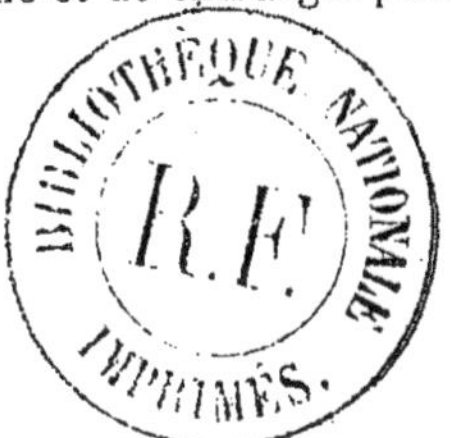

Société médicale de Strasbourg (1). MM. Soulez (2) et Toulouze (3) rapportent deux autres exemples de mort subite à la suite d'une pleurésie aiguë, accompagnée d'épanchement, l'un à droite et l'autre à gauche. Enfin Aran (4) cite un fait analogue recueilli dans le service de M. Guérard et MM. Lasègue (5), Blachez et Archambault (6) ont chacun donné communication de cas semblables à la Société médicale des Hôpitaux.

On pourrait multiplier ces exemples qui parlent d'eux-mêmes: il est vrai que la gravité de cet accident se trouve compensé par sa rareté, et si c'était là le seul danger des épanchements pleuraux, nous n'oserions pas en faire une indication absolue et constante de thoracentèse.

Quant au mécanisme par lequel survient la mort, on en a donné diverses explications que je ne ferai qu'indiquer. La plus généralement admise est qu'elle est due au déplacement du cœur et à la torsion des gros vaisseaux, laquelle amène forcément des troubles graves de la circulation ; sous l'influence d'une cause occasionnelle, un mouvement brusque par exemple, le cours du sang peut être subitement arrêté, d'où syncope mortelle. Telle est l'opinion de Trousseau, telle est la manière dont il explique la terminaison fatale observée dans les cas de ce genre. Pour d'autres, la cause de la mort résiderait dans un trouble circulatoire des gros troncs veineux, de la veine cave ascendante entre autres. On sait qu'elle traverse le diaphragme entre le lobe droit et le lobe moyen par une ouverture quadrilatère à

(1) *Gazette médicale de Strasbourg* 1866.
(2) *Id.* — *des hôpitaux*, 1864.
(3) *Abeille médicale*, 1869.
(4) Thèse de Paris sur les morts subites.
(5) *Gazette hebdomadaire de médecine et de chirurgie*, 1862.
(6) *Idem.*
(7) *Union médicale*. 1864.

laquelle elle adhère fortement, puis, parvenue dans le thorax, vient s'ouvrir dans l'oreillette droite; mais, qu'un épanchement siége à gauche, que le cœur soit dévié et qu'il vienne battre à droite du sternum, la direction de la veine se trouve alors modifiée, et vient faire un angle presque droit avec sa direction primitive. Un pareil déplacement amène nécessairement une pertubation circulatoire profonde et peut déterminer la mort.

Enfin Pilet, dans sa thèse inaugurale (1), attribue la terminaison fatale à la gêne de la circulation dans les vaisseaux propres du cœur, les artères coronaires. Ces artères partent de l'aorte, laquelle est immobile, et se dirigent vers la pointe du cœur ; mais celui-ci étant dévié notablement, ces petits vaisseaux seront tiraillés, fléchis, recourbés sur eux-mêmes et la moindre pression sur leurs parois suffira pour arrêter le cours du sang et par suite favoriser la formation de caillots, dont l'effet retentira immédiatement sur l'organe.

Enfin la mort peut survenir par embolie ; les différents vaisseaux étant comprimés par l'épanchement, il se forme à l'intérieur des coagulums, qui dans leur migration, peuvent venir obturer le calibre d'une artère importante, arrêter le cours du sang, et amener ainsi une terminaison fatale.

De quelque manière enfin que la mort soit produite, et c'est là que je voulais arriver, la cause en est toujours la présence de l'épanchement, aussi préviendra-t-on cette terminaison funeste par l'évacuation rapide au dehors du liquide qui, par sa persistance, menace la vie du malade.

Je ne parlerai que pour mémoire des complications qu'amène la résorption lente du liquide, du refoulement du poumon qui se ratatine, perd son ressort élastique, subit la

(1) Thèse de Paris. 1872.

sclérose (1), le collapsus fœtal, s'encapuchonne de fausses membranes et, en fin de compte, ne peut plus reprendre ses fonctions premières, de la déformation du thorax, des incurvations du sternum, de la colonne vertébrale, amenant des déformations incurables. Puisque nous préconisons l'évacuation prompte, ces accidents ne se produiront pas.

Il est une complication que je ne veux pas passer sous silence lorqu'on n'a recours qu'au traitement médical dans les cas d'épanchement abondant, c'est la persistance de la fièvre qui affaiblit le malade et lui fait courir de graves dangers.

Trousseau (2) s'en était fort bien rendu compte quand il dit : « Plus l'épanchement persistera, plus l'individu restera fébricitant ; les fonctions nutritives en seront troublées ; car, ainsi que l'ont parfaitement démontré les belles expériences de M. Claude-Bernard, il suffit de donner la fièvre à un animal pour qu'aussitôt les fonctions digestives s'exécutent mal, pour que les sucs gastriques, perdant leurs qualités physiologiques, ne soient plus aptes aux opérations de la chimie vivante, dont ils sont chargés dans le travail de la chymification. Cette fièvre continue, liée à la présence d'un épanchement dans la plèvre, épuisera l'individu et le fera tomber dans un état analogue à la fièvre hectique. » De là l'indication de faire disparaître au plus vite l'épanchement.

Reproduction du liquide. — A quoi sert l'opération ont objecté quelques médecins peu favorables à la thoracentèse, puisqu'elle n'empêche pas le liquide de se reproduire ? A cela nous répondrons : les vésicatoires: les diurétiques, etc.,

(1) Brouardel. Note sur la pneumonie interstitielle qui accompagne la pleurésie. *Union médicale*, 1872.

(2) *Clinique médicale*, p. 682.

suppriment-ils davantage la sécrétion de la plèvre? Oui, le liquide se reproduit quelquefois, mais cela n'est pas inévitable.

Nous possédons un très-grand nombre d'observations où cette reproduction n'a pas eu lieu. M. Constantin Paul (1) en a cité de nombreux exemples puisés dans la pratique hospitalière. Ce que l'on ne peut nier c'est que l'évacuation du liquide exerce une influence salutaire sur la sédation des symptômes inflammatoires.

Si le liquide se reproduit on en sera quitte pour pratiquer une deuxième opération, il n'y a aucun inconvénient à le ire. On a écrit aussi que la ponction semblait donner le coup de fouet à la maladie et cité un fait, communiqué par Molle à l'Académie de médecine, en février 1873, où l'on vit la mort survenir la nuit qui suivit la ponction. Six litres de sérosité sécrétés en 24 heures! Voilà pour le moins un fait extraordinaire, quand on sait combien sont rares les épanchements au-dessus de 5 litres et cela dans les pleurésies aiguës qui ont mis 8 à 10 jours à se développer. Le cœur, dans cette observation, n'a pas été examiné, peut-être y aurait-on trouvé la véritable cause de la mort.

Transformation purulente. — Un autre danger menace encore le malade lorsque la paracentèse de la poitrine n'a pas été pratiquée à temps, c'est la transformation purulente du liquide épanché. Il est très-rare (excepté chez les enfants) que ce liquide soit purulent dès le début, il le devient peu à peu lorsqu'il fait un long séjour dans la poitrine, surtout chez les individus soumis à l'influence d'une cachexie (la tuberculose principalement), ou atteints de fièvres éruptives (la scarlatine en particulier) chez les femmes pendant l'état puerpéral. Cette transformation purulente

(1) *Gazette des hôpitaux*, 1871.

se montre le plus souvent dans là pleurésie inflammatoire, après la sédation des phénomènes de la pleurésie aiguë ; elle s'annonce par de la chaleur à la peau, un mouvement fébrile léger survenant le soir avec rémission matinale. Il est inutile d'insister sur la gravité de cet état, si l'épanchement séreux est guérissable par la thoracentèse il n'en est plus de même pour le pyothorax, car il faut recourir à l'empyème, opération qui, à côté de quelques succès, compte de nombreux revers. En supposant qu'il soit possible d'avoir recours au trocart et à l'aspiration, sera-t-on plus heureux ? les chiffres suivants ne sont pas de nature à encourager.

Sur 47 malades atteints de pyothorax et traités par l'aspiration, nous avons constaté les résultats suivants : 24 guérisons, 23 morts. Mortalité environ 50 0[0.

Dans 71 cas d'épanchements séreux 51 guérisons, 20 morts. Mortalité environ 31 0[0.

Les adversaires de l'opération ont fait de la transformation purulente un argument pour montrer à quels dangers on s'expose en pratiquant la ponction du thorax. M. le professeur Chauffard s'est montré un des défenseurs les plus convaincus de cette idée. Il est certain qu'un épanchement séreux à une première thoracentèse, peut à une deuxième avoir changé de nature et se montrer purulent. Le pronostic s'en est aggravé singulièrement, mais doit-on mettre cette complication sur le compte de l'opération ? Des faits nombreux prouvent suffisamment que dans une pleurésie devenue chronique, on doit s'attendre à rencontrer du pus. Ainsi, plus un épanchement séreux dure longtemps, plus il est exposé à subir la transformation purulente. Au bout de deux mois, cette modification est presque certaine. Or, ceux qui opèrent tardivement, alors seulement que les révulsifs appliqués avec persévérance et pendant longtemps ont échoué, se mettent dans les conditions dont nous venons de parler. Ils ont perdu un temps précieux, et, lorsqu'ils se décident à pratiquer la ponction, il peut se faire que l'épanchement se trouve sur la limite d'une transformation purulente. Souvent même à la simple inspection du liquide on peut prédire que celui qui se reformera sera purulent. Telle est l'opinion de M. Moutard-Martin. Lorsque, dit-il, le liquide qui s'écoule pendant l'opération, quoique paraissant clair, citrin, transparent vu en petite quantité, prendra une coloration opaline vu en masse, et principalement sur la fin de l'opération, vous pouvez être certain que le liquide qui se reproduira sera purulent. Voici en effet ce qui s'est passé : la sécrétion qui d'abord était séreuse, est devenue purulente au bout d'un certain temps ; en sorte qu'au moment de l'opération, il s'écoule un mélange de sérosité et de pus.

Une fois l'opération faite la sécrétion continue à être ce qu'elle était auparavant, c'est-à-dire purulente, mais cette fois le pus existera tout seul sans mélange de sérosité. Vous voyez donc bien qu'il n'y a pas eu là de transformation véritable et que la sécrétion n'a fait que continuer à être purulente (1).

Il nous semble que loin d'en faire une arme contre la thoracentèse, on doit en tirer l'indication formelle de pratiquer l'opération de bonne heure.

Evolution de la tuberculose. — La tuberculose pulmonaire peut-elle être la conséquence de la lente résorption de l'épanchement ? Pour Broussais, la pleurésie était une des sources les plus fréquentes et les plus sûres de la phthisie. L'influence de la pleurésie sur les tubercules tient, d'après Grisolle, aux conditions nouvelles dans lesquelles se trouve placé le poumon. La difficulté d'expansion de cet

(1) *Gazette des hôpitaux*, 1867.

organe est une des conditions les plus favorables à cette apparition tuberculeuse, et en même temps l'état d'épuisement dans lequel la longueur de la maladie met le malade, le rend incapable de réagir, de lutter; de même que les congestions fréquentes du poumon, dues à la présence de l'épanchement rendent le terrain éminemment propice et favorable à la production et à l'évolution de la tuberculose. Notre maitre Béhier (1) n'admettait pas complètement que chez un sujet non prédisposé, la pleurésie puisse produire des tubercules ; mais il ne la croyait pas sans influence sur l'apparition de cette diathèse lorsque le malade y est prédisposé.

Voilà pour l'épanchement, mais le professeur de l'Hôtel-Dieu est loin de partager l'opinion émise par M. Chauffard, par M. Pidoux, qui émettent l'avis que la tuberculose marche plus rapidement après la suppression de l'épanchement. Non-seulement Béhier ne pensait pas la thoracentèse capable de faire naître la tuberculose, mais il croyait, tout au contraire, qu'elle peut prévenir cette affection ou moins en arrêter le développement. « Je la pratiquerai, disait-il, toutes les fois que je jugerai avoir affaire à un sujet prédisposé à la phthisie, sans que j'en puisse constater l'existence, ou même que j'en trouve la preuve soit dans le côté, occupé par l'épanchement, soit du côté opposé. M. Bucquoy, dans une leçon faite à l'hôpital Cochin, cite 5 observations de malade chez lesquels rien n'indiquait la présence de granulations, et qui succombèrent phthisiques plus ou moins rapidement. Il ajoute que ces malades avaient été très-longtemps en traitement et conséquemment très-affaiblis, que leur exemple lui a fait *employer la ponction à une époque très-rapprochée du début de la maladie.* « C'est le meilleur moyen, selon lui, d'éviter la tuberculose pendant

(1) *Gazette des hôpitaux.*

la convalescence. Pour être complet, j'ajouterai que l'on a signalé certaines congestions pulmonaires et certaines bronchorrhées, à la suite de la ponction de la poitrine.

L'hyperémie pulmonaire se traduit quelquefois par l'apparition de crachats légèrement sanguinolents; plus souvent ceux-ci ont conservé leur coloration normale, ils sont simplement visqueux. Supposons un afflux plus considérable, peut-être aussi une prédisposition individuelle, et nous verrons apparaître une véritable congestion du poumon. Nous ne nions pas que des faits semblables ne puissent se produire. Lafosse (1) en cite un cas observé dans le service de M. Desnos, à l'hôpital Lariboisière ; mais cet accident est tellement rare que Trousseau ne l'a jamais rencontré dans sa longue pratique.

On a vu, dans certains cas, la sécrétion bronchique augmenter aussitôt après l'opération, au point de remplir plusieurs crachoirs dans l'espace de douze heures ; quelques médecins ont cru à la perforation du poumon par le trocart, tellement ce liquide était séreux. Il ne faut pas s'effrayer de cette hypersécrétion bronchique produite, d'une part, par le contact de l'air faisant irruption subitement dans les bronches, par suite de l'évacuation rapide de l'épanchement; d'autre part aussi, par la suractivité circulatoire qui accompagne le déplissement pulmonaire. Grâce à cet afflux considérable de sang qui se fait dans le poumon, la partie la plus liquide passe à travers les capillaires, et vient apparaître à la surface des bronches. M. Moutard-Martin a cité un exemple bien frappant de cette bronchorrhée, à la Société médicale des hôpitaux (27 novembre 1868).

(1) Thèse de Paris, 1872.

INDICATIONS ET OPPORTUNITÉ DE LA THORACENTÈSE.

C'est dans la pleurésie aiguë que la thoracentèse est appelée à rendre le plus de services ; nous pensons qu'elle doit être pratiquée le plus tôt possible, dès que la fièvre a cédé, et l'épanchement fini de croître. Pas de vésicatoires, pas de diurétiques qui fatiguent les malades et prolongent leur séjour à l'hôpital. D'autre part, l'opération est d'autant moins féconde en succès qu'elle est employée plus tard, comme nous l'établirons par des chiffres.

Il est bien entendu que nous ne parlons que des épanchements assez considérables, c'est-à-dire, remontant jusqu'à l'épine de l'omoplate ; nous ne pouvons méconnaître, pour les petits épanchements, l'avantage de la médication interne ; mais nous croyons qu'on abuse trop de celle-ci et qu'on use pas assez de celle-là.

Il est une indication fondamentale acceptée par tous, c'est d'opérer lorsque des accidents asphyxiques menacent la vie du malade. Lorsque les viscères sont déplacés, les lèvres cyanosées, la dyspnée intense, il faut opérer immédiatement ; ne pas le faire, serait une faute impardonnable pour tous ; ce serait assister, les bras croisés, à la mort presque certaine du malade, alors que l'on a à sa disposition un moyen aussi sûr qu'inoffensif de le ramener à la vie. Mais l'opportunité n'existe-t-elle réellement qu'autant que les malades présentent de l'oppression, qu'autant que la suffocation est imminente ? C'est là une grave erreur contre laquelle Trousseau avait grand soin de prémunir ses disciples. En effet, l'oppression est un des signes les plus trompeurs : il est des malades qui, dès le début de la pleurésie, lorsqu'il y a à peine quelques cuillerées de liquide épanché dans la cavité pleurale, ont une oppression considérable qui va en diminuant à mesure que celui-ci fait des progrès. Il en est d'autres enfin qui, bien qu'ils aient eu, presque d'emblée, un hydrothorax considérable, n'ont jamais accusé la moindre gêne de la respiration ; il est donc très-important de percuter et d'ausculter le malade avec le plus grand soin.

Béhier recommandait de pratiquer la ponction aussitôt que le mouvement phlegmasique est tombé. Dans une leçon faite à l'Hôtel-Dieu (1) il appuie son opinion de 168 documents ; nous donnerons une analyse succincte de quelques-uns dans un autre chapitre.

Jaccoud (2) ponctionne de très-bonne heure (l'urgence dit-il est généralement très-précoce dans les pleurésies gauches).

Constantin Paul se range à l'avis de ceux qui font la thoracentèse vers le dixième (3) jour, il publie huit observations suivies de guérison que nous reproduisons (page 67). Le professeur Pécholier, de Montpellier (4), dans un travail sur le sujet qui nous occupe, cite de nombreuses observations et conclut en ces termes « Quand le liquide est abondant il vaut mieux, même au début de la maladie faire la thoracentèse que d'avoir recours au traitement médical.

Fonssagrives (5) se basant sur les conclusions et la statistique de Dupré plaide la cause de la thoracentèse hâtive. « Dans les épanchements qui se forment sous les yeux de l'observateur, il faut agir vers le dixième jour. »

Le travail de Dupré résume 76 observations.

		Guérisons :	Morts :
Opérés dans la 2e semaine	: 47	46	1
— le 1er mois	: 19	15	4
— 2e —	: 8	5	3
— 3e —	: 1	1	0
— 17e —	: 1	0	1

(1) *Gazette des hôpitaux*, 1872, p. 101.
(2) *Pathologie interne*, tome II.
(3) *Gazette des hôpitaux*, 1871, p. 341.
(4) *Gazette hebdomadaire*, 1865, p. 504.
(5) *Gazette hebdomadaire*, 1869, p. 305.

Nous rapprocherons de cette statistique celle de Brady cité par Walshe dans son Traité clinique des maladies de poitrine. Moutard-Martin (1) a pratiqué la thoracentèse sur 37 malades atteints d'épanchements séreux. Sur les 37, 12 portaient leur pleurésie depuis moins de dix jours, 8 fois l'épanchement ne s'est pas reproduit ; 4 fois il se reproduisit en petite quantité pour disparaître ensuite très-rapidement. Chez les autres, dont l'épanchement datait de vingt jours, trente jours, deux mois, constamment le liquide s'est reproduit.

Est-il même toujours nécessaire d'attendre la fin de la période inflammatoire ? On objecte que l'on s'expose à favoriser la reproduction de l'épanchement et la transformation purulente. Il n'en est rien cependant, et quelles que soient les raisons que l'on donnera à l'appui de cette contre-indication, les faits sont là qui parlent assez haut pour défier toute objection. M. Moutard-Martin a pratiqué l'opération sur 14 malades qui ne comptaient pas plus de huit jours depuis le début de la maladie et qui avaient encore tout l'appareil fébrile ; chez aucun d'eux, l'épanchement ne se renouvela, chez aucun il ne devint purulent.

Dans une leçon faite à l'hôpital Beaujon (2) par M. Moutard-Martin, nous lisons ce qui suit : malgré le peu d'abondance du liquide on est autorisé à pratiquer la thoracentèse, permettez-moi de vous en citer un exemple assez remarquable.

Il y a trois ans, j'avais dans mon service au n° 8 de la salle St-François un homme atteint d'un rhumatisme articulaire aigu, compliqué d'une péricardite. Au bout de très-peu de jours la fièvre redouble, le malade est pris de points de côté, de toux ; les deux plèvres s'étaient enflammées.

(1) *Gazette des hôpitaux*, 1867, p. 182.

(2) Molard. Thèse de Paris, 1870, p. 29

Trois ou quatre jours après le début de cette pleurésie double, la suffocation était extrême et cependant l'épanchement n'occupait que le tiers de la poitrine du côté gauche et les deux tiers du côté droit. Malgré cela, je me décidai à opérer afin de faire respirer le malade. Je ponctionnai à droite où l'épanchement était le plus considérable et retirai 600 gr. de liquide.

Le résultat obtenu est digne d'intérêt. Du côté opéré, il ne se reproduisit pas de liquide ; du côté opposé non-seulement il n'augmenta pas, mais il disparut très-rapidement. Le soir même le malade était dans un état de bien-être parfait ; la respiration était facile et la suffocation entièrement disparue. »

Si une pleurésie avec épanchement survient chez une femme dans un état de gestation avancée, la paracentèse de la poitrine est encore de règle, elle est urgente. En effet, l'utérus gravide, repoussant en haut la masse intestinale, le diaphragme comprimant ainsi immédiatement le poumon, amène une gêne considérable de la respiration. Si, à cette gêne préexistante, vient encore s'ajouter celle qu'occasionne la compression et le refoulement du poumon par l'épanchement, on comprendra sans peine que la malheureuse femme court grand risque d'asphyxie, en même temps que les efforts de toux peuvent déterminer un accouchement prématuré.

A l'étranger un grand nombre de médecins militent en faveur de la thoracentèse hâtive. En Angleterre Davies, William, Hamilton, Roe posent comme règle générale d'opérer aussitôt que les symptômes aigus ont disparu.

A la Société médicale de Constantinople MM. Barozzi et Sawas se plaignent qu'on pratique toujours trop tard la thoracentèse. Ils considèrent qu'il est nécessaire de pratiquer l'opération « dans la deuxième semaine » dans les pleurésies idiopathiques.

Contre-indications. — Nous ne croyons pas l'opération indiquée dans la pleurésie accompagnée d'une maladie aiguë du poumon, d'une pneumonie par exemple. Dans la pleuro-pneumonie, il est rare d'ailleurs que la quantité du liquide épanché réclame la paracentèse, il vaut mieux s'attaquer directement à la pneumonie qui entretient la pleurésie; car les accidents pneumoniques passés, l'épanchement se résorbe très-rapidement dans la plupart des cas. Pour notre part, nous avons vu opérer dans des pleuro-pneumonies à l'état aigu deux malades qui ont succombé. Toutefois, aucune raison ne nous autorise à mettre ces mauvais résultats à la charge de l'opération.

Lorsque le malade atteint de pleurésie se présente avec des symptômes typhoïdes bien marqués, à moins que l'épanchement ne fasse craindre des accidents immédiats, nous ne pensons pas qu'on doive opérer sur-le-champ, nous sommes d'avis d'attendre la cessation des symptômes typhoïdes. Nous avons vu la transformation purulente survenir après une ponction dans trois cas de ce genre; nous n'avons pas besoin d'insister sur ce point. On sait quelle influence exerce l'état typhique sur la formation du pus, et on comprend aisément avec quelle facilité un épanchement séreux deviendra purulent dans le cas qui nous occupe.

Nous pensons de même qu'il sera préférable de n'opérer que tardivement les femmes en couches, principalement dans les premiers jours qui suivent l'accouchement, et surtout si elles sont atteintes de fièvre puerpérale.

Quand le poumon, opposé à celui où réside l'épanchement, est lui-même atteint d'une lésion qui gêne son jeu normal, on dirigera l'opération de façon que l'évacuation du liquide soit produite avec une très-grande lenteur; telle est l'opinion émise par Béhier, dans une très-remarquable leçon, faite à l'Hôtel-Dieu, en juin 1873. Il cite deux cas de mort survenue à la suite d'évacuations trop rapides. Ce que l'on doit redouter en ces circonstances c'est l'œdème aigu. « Le poumon, plus ou moins longtemps comprimé. se dilate sous l'action de l'afflux de l'air, les vaisseaux, surpris par cette excitation devenue inaccoutumée, se resserrent d'abord et demeurent contractés. Le malade alors bénéficie, sans entrave, de l'ampliation subite de l'hématose. C'est cette période de mieux, cette sensation de bien-être qu'ils accusent tous. Bientôt, par une loi connue en physiologie, le spasme des vaisseaux fait place à leur paralysie ; de là afflux et stase dans le réseau capillaire du poumon, puis exsudation du sérum, d'où véritable liquide d'œdème dans les petites bronches et les alvéoles terminales. On ne confondra pas ce liquide, purement translucide et séreux, avec celui de la bronchorrée, produit de sécrétion muqueuse, venant des glandes bronchiques. C'est là une distinction importante et qui a été faite par M. le professeur Robin (1); le liquide de la bronchorrhée renferme de la mucine (coagulable par l'acide acétique), tandis que le liquide de l'œdème contient de l'albumine et se coagule par l'acide nitrique.

C'est dans ces circonstances que se produit, après la thoracentèse, la sécrétion albumineuse signalée par M. Terrillon, dans sa thèse inaugurale, en 1873, et dont il a réuni 21 cas.

Béhier recommande alors l'évacuation en plusieurs temps.

DE L'OPÉRATION ET DU LIEU OU ELLE DOIT ÊTRE PRATIQUÉE.

Nous ne nous étendrons pas sur le *manuel opératoire* que tout le monde connaît. Aujourd'hui, on ne discute plus

(1) Traité des humeurs, 1845.

sur la valeur des divers moyens employés, la supériorité des appareils aspirateurs et du trocart capillaire ne fait de doute pour personne. Nous dirons pourtant que les praticiens de la campagne, qui ne possèdent pas l'appareil Dieulafoy , peuvent , s'ils ont à leur disposition les trocarts capillaires, se servir, pour pratiquer le vide, de l'appareil Régnard employé souvent dans les hôpitaux de Paris. On prend un ballon de verre, de la capacité de 1 litre environ; on y place 150 à 200 grammes d'eau que l'on porte à l'ébullition pendant 5 minutes environ. On condense la vapeur, restée à l'intérieur, à l'aide de quelques compresses mouillées appliquées à la surface du verre, et l'on ferme hermétiquement, avec un bouchon traversé par le tube du trocart. Le vide imparfait, pratiqué ainsi, suffit toujours et permet de remplir presque complètement le récipient.

La plupart des auteurs conseillent de pratiquer la ponction entre la cinquième et la sixième côte, les attaches du diaphragme ayant lieu plus bas, on est sûr ainsi que cet organe ne sera pas lésé. Nous avons cherché à nous rendre compte du lieux d'élection le plus généralement adopté.

Nous avons réuni 71 observations dans lesquelles le point choisi est relaté; elles se répartissent ainsi :

Dans le	2e	espace :	1	fois.
—	3e	—	2	—
—	4e	—	4	—
—	5e	—	12	—
—	6e	—	18	—
—	7e	—	27	—
—	8e	—	4	—
—	9e	—	2	—
—	10e	—	1	—
			71	cas.

Il résulte de ce document que le 7e espace a été plus souvent choisi que les autres; nous n'en persistons pas moins à donner, avec Malgaigne (*Traité de médecine opératoire*), la préférence au cinquième espace, sauf indication spéciale, bien entendu.

Nous ne pensons pas qu'il soit utile, comme certains auteurs l'ont recommandé, de ponctionner plus haut, du côté droit que du côté gauche, pour éviter le foie, les attaches diaphragmatiques, ayant lieu aussi bas à droite qu'à gauche, un épanchement assez considérable pour exiger l'opération, le déprime aussi bien d'un côté que de l'autre.

Sur 71 malades (adultes) ayant un épanchement séreux à la suite de pleurésies aiguës :

40 ont été opérés :	1 fois.		
21 —	2 —		
3 —	3 —		
1 —	4 —		
2 —	5 —		56 p. 0/0 n'ont été opérés qu'une fois.
1 —	6 —		
1 —	7 —		
1 —	8 —		
1 —	10 —		

Des 40 adultes opérés une fois seulement, la guérison a été obtenue :

2 fois en une semaine;
9 — en quinze jours;
12 — de la 3eme à la 4eme semaine;
10 — à la fin du 2e mois;
3 fois dans le courant du 3e mois;
4 sont morts.

La moyenne du temps nécessaire à la guérison est donc de 3 semaines jusqu'à un mois.

Un certain nombre de circonstances, telles que le sexe, l'âge, la durée de l'épanchement, nous ayant paru avoir une influence marquée sur le résultat, nous avons fait, à cet égard, les recherches suivantes :

1er sexe. — Sur 71 malades, dont nous donnons la relation (page 35), 53 appartenaient au sexe masculin, 8 seulement au sexe féminin. Des premiers 18 ont succombé, soit environ 32 pour 0[0 ; chez les femmes, le chiffre de la mortalité s'est élevé à 2, c'est-à-dire environ 25 pour 0[0, ce qui donne une différence de 1[7e en faveur du sexe féminin.

Dans l'enfance, l'opération a été également plus fréquemment pratiquée sur les garçons que sur les filles. Sur 27 cas, nous en avons compté 19 du sexe masculin et 8 du sexe féminin. Chez les premiers, 4 fois la terminaison a été fatale; chez les seconds, la mortalité a été nulle.

RÉSULTATS DE L'OPÉRATION.

Chez l'enfant, dans 27 cas de pleurésie aiguë, la mort n'est survenue que 4 fois, soit une mortalité de 14 pour 0[0. Nous avons pu constater, dans le cours de nos recherches, la fréquence de l'épanchement purulent, dans le jeune âge, et la rareté comparative de l'épanchement séreux. Les guérisons deviennent de plus en plus rares, à mesure que l'âge s'avance ; il y a néanmoins une différence, à cet égard, entre l'enfant et l'adulte.

Chez le premier, la mortalité est plus grande dans les quelques années qui suivent la naissance, que plus tard; l'époque la plus favorable semble avoir été huit ans ; les 8 cas opérés, à cet âge, ont été heureux.

Chez l'adulte, la mortalité a augmenté progressivement avec l'âge, jusqu'à 50 ans, puis elle a diminué dans une proportion inverse. Le tableau de nos 71 cas nous donne les chiffres suivants :

De 14 à 20 ans	la mortalité atteint	18, 6	pour cent.
20 à 30 —	— —	24, 6	—
30 à 40 —	— —	36	—
40 à 50 —	— —	39	—
50 à 60 —	elle retombe à	35	—
60 à 70 —	—	32	—

Soit, une mortalité moyenne de 31 pour 0[0.
L'opération a particulièrement réussi de 14 à 20 ans.

Côté affecté. — La plupart des auteurs ont signalé la fréquence des pleurésies gauches et la mortalité plus grande, lorsqu'au contraire, la maladie affecte le côté droit.

Les chiffres suivants confirment l'exactitude de cette remarque, dans nos 71 observations :

25 fois, l'épanchement siégeait à droite ; il y a eu 9 morts, environ 36 pour 0[0.

46 fois l'épanchement siégeait à gauche ; il y a eu 11 morts, soit, 24 pour 0[0.

Durée de l'épanchement. — Le nombre des guérisons dans la pleurésie est en raison inverse du temps écoulé entre le début de la maladie et l'opération. Nous avons essayé de le prouver dans le cours de notre travail. Notre statistique montre, sauf un seul chiffre, que cette assertion est vraie, et nous pensons que cette dérogation, à la règle, tient au petit nombre de malades que nous avons eus en observation ; l'épanchement durant de un à deux mois.

Durée de l'épanchement.	Nombre de cas.	Guérisons.	Améliorations.	Morts.	
De 1 à 2 semaines.	11	8	1	2	18, 2 0/0.
2 à 1 mois.	26	16	2	8	30, 7 id.
1 à 2 —	5	2	2	1	20.
2 à 3 —	9	4	1	4	44, 4 id.
3 à 6 —	6	2	1	3	50.
6 à 12 —	3	1	0	2	66, 6 id.
12 à 16 —	1	1	0	0	

OBSERVATIONS.

Série de la Clinique de l'Hôtel-Dieu. (Béhier).

Obs. I. — Le 7 mars 1872, entrée de X... à l'Hôtel-Dieu avec frissons, point de côté, dans le service de M. Frémy. Il y reste 6 jours et quitte l'hôpital.

Le 16. Se présente dans le service de Béhier.

Le 20. Matité dans les deux tiers inférieurs, du côté droit. Ponction avec l'appareil aspirateur, on comptait sur 5 à 600 grammes de liquide, on en retire 2400 grammes.

15 avril. respiration jusqu'à la base du poumon, sort guéri et aurait pu quitter l'hôpital plus tôt (l'opération a été pratiquée le 14 jour).

Obs. II. B... entre à l'Hôtel-Dieu le 2 avril, frisson et point de côté très-douloureux, il y a douze jours. Aujourd'hui, matité dans toute l'étendue du côté droit.

Le 3. Ponction, issue de 900 gr. de sérosité citrine.

Le 11. Une nouvelle ponction fournit 750 grammes.

6 mai. Sortie du malade guéri.

Nota. Ce malade présenta plus tard à M. Moissenet des signes de tuberculisation à droite, mais pas trace d'épanchement (opération le 14me jour).

Obs. III. G... entre le 15 mars, à l'hôpital, point de côté douloureux à droite, accompagné de frissons.

2 avril. Epanchement à droite remontant jusqu'à l'épine de l'omoplate.

Le 4. Thoracentèse, 600 grammes de sérosité citrine.

5 mai. Sort guéri. Opération le 19e jour.

Obs. IV. — Pleurésie gauche. Ponction avec l'appareil aspirateur le 12e jour. Environ 1 litre de sérosité. Six jours après, 2e ponction. 600 grammes de liquide. Le malade sort guéri vingt-cinq jours après.

Obs. V. — Pleurésie droite, ponction le 21e jour, 1800 gr. de sérosité. Quatre jours après, 2e ponction, 509 gr. de liquide. Sort guéri un mois après.

Béhier cite 4 observations de M. Castiaux et 7 de M. Regnard en tout semblables à celles rapportées plus haut.

Série de M. Constantin Paul.

Obs. VI. — H... entre à la Charité le 18 octobre. Il a ressenti le 10 courant une vive douleur du côté droit, accompagnée de frisson. Aujourd'hui, 18, dyspnée franche. Matité s'étendant jusqu'à l'épine de l'omoplate.

Thoracentèse, 3200 gr. de sérosité. Le lendemain, la respiration s'entend jusqu'à 3 travers de doigt de la base du poumon. Le 22, respiration normale. Sort guéri le 2 novembre.

Obs. VII. — Pleurésie gauche, opération le 15e jour. 1640 gr. de sérosité limpide. Le malade sort guéri vingt-deux jours après.

Obs. VIII. — Pleurésie gauche, ponction le 12e jour. 1500 gr. de sérosité citrine. Quitte l'ambulance complètement guéri trente-quatre jours après.

Obs. IX. — Pleurésie droite de dix-neuf jours. Ponction 2 litres 1/2 de liquide séreux. Sort complètement guéri trente-neuf jours après.

Obs. X. — Pleurésie droite, ponction le 20e jour, 4665 gr. de liquide. Sort guéri vingt-et-un jours après.

Obs. XI. — Pleurésie droite. Ponction le 13e jour, 2700 gr. de liquide. Sort guéri dix-huit jours après.

Obs. XII. — Pleurésie gauche datant de dix jours. Thoracentèse, 1700 gr. de liquide poisseux. Sort guéri quinze jours après.

(*Gaz. des hôp.*, 1876, p. 340-349).

Obs. XIII. — Pleurésie gauche datant de 12 jours. 2300 gr. de liquide poisseux. Dix jours après, le malade quitte l'hôpital guéri.

Obs. XIV. — (Recueillie dans le service de M. Brouardel). Entrée à la salle Saint-Jean de Dieu (Charité), du nommé B. lithographe, âgé de 20 ans.

Ce malade se plaint d'éprouver depuis la guerre, une douleur ayant son siége au côté de la poitrine, toutefois, elle n'a jamais été assez violente pour l'obliger à quitter son travail. Il nous raconte que le 2 avril, en se promenant le soir, il s'est tout à coup senti pris de frisson, depuis ce moment, sa douleur de côté s'est accrue et l'a obligé à prendre le lit jusqu'à ce jour.

Le 12. *Etat actuel :* pas de toux, pas de crachats. Température, 38,7, pouls 104, à la percussion on constate de la matité s'étendant de la base du poumon gauche, à l'épine de l'omoplate, pas de bruit skodique. A l'auscultation, souffle sous l'aisselle gauche, absence complète du murmure vésiculaire, vibrations thoraciques abolies surtout à la base. Le cœur est déplacé, la pointe bat à centimètres du bord droit du sternum.

Le 13. *Même état.* — Température, 38,4, pouls 98.

Le 14. L'oppression est grande. Température, 38,1, pouls, 80, l'appétit est nul.

Le 15. L'oppression s'est encore accrue, on pratique le thoracentèse dans le 6e espace intercostal. Issue de 1450 gr. d'un liquide séro-fibrineux. On dut à deux reprises différentes arrêter l'écoulement du liquide, le malade étant menacé de syncope.

Le 16. La matité existe toujours, cependant le murmure vésiculaire est redressé, la pointe bat à 1 centimètre au-dessous du mamelon gauche.

Le 18. La matité persiste, mais les vibrations sont très-nettes. Le malade se plaint de constipation. —15 gr. eau-de-vie allemande.

Le 20. Le lieu où s'entendait l'égophonie s'est considérablement abaissé, matité seulement au-dessous de l'omoplate.

Le 21. Submatité, le murmure vésiculaire s'entend jusqu'à la base du poumon· Le malade mange 2 portions.

Le 28. Le malade part pour Vincennes. On ne trouve plus que la sub-matité, l'auscultation ne révèle plus rien.

Obs XV. — (Personnelle, recueillie avec M. le Dr Landois). Salomon Victor, mécanicien, 43 ans, B. Richard-Lenoir, 32. Pleurésie gauche, analyse des urines.

2 mars. Homme robuste, sans antécédents diathésiques d'aucune sorte. Il y a trois jours, il quitta son travail ayant chaud, il se rendit

chez lui imparfaitement vêtu, et reçut la pluie environ une demi-heure « je n'ai pu, dit-il, parvenir à me réchauffer. Dans la nuit il éprouvait des frissons répétés, et une vive douleur au-dessous du mamelon gauche l'empêchait de respirer. Des quintes de toux exaspéraient cette douleur, et l'appétit disparaissait le lendemain. A la palpation, nous trouvons les vibrations thoraciques très-notablement affaiblies à gauche, normales à droite.

A la percussion, la moitié inférieure du poumon gauche offre une submatité franche, l'élasticité à ce niveau est absente, les sommets résonnent bien, les fosses sus et sous-épineuses aussi, nous ne percevons pas de bruit skodique.

A l'auscultation, nous constatons au niveau de l'angle inférieur de l'omoplate gauche un souffle doux, éloigné, disparaissant quand on se rapproche de l'aisselle.

Dans le même point on entend une faible égophonie, les dernières paroles du malade chevrottent; pas de voix de polichinelle.

La toux aujourd'hui est fréquente, quinteuse, les crachats blancs et aérés, non visqueux, l'anorexie complète, la langue jaune, la bouche amère, les urines rouges et sédimenteuses.

Le 3. Température du soir : 39,6 ; pouls 97 ; R. 38. Vésicatoire à gauche. Ipéca 1 gr. 50.

Le 4. Même état ; T. 39,2 ; P. 88 ; R. 42.

Le 5. Même état ; les fonctions digestives semblent moins embarrassées, le malade prend 2 potages.

Le 6. La limite supérieure de l'épanchement est remontée d'un travers de doigt, même souffle présentant les mêmes caractères. T. 38,8 ; pouls 76 ; R. 42.

Le 7. L'épanchement a augmenté, la matité est complète à la base, son sourd et voilé sous la clavicule, bronchophonie en haut du poumon, pas de souffle tubaire. T. 38,8 ; pouls 72 ; R. 44.

Le 8. Dyspnée évidente, tous les signes des jours précédents s'accentuent. T. 39,4 ; pouls 84 ; R. 48.

Le 9. La dyspnée est grande, la matité très-augmentée, l'estomac abaissé, le cœur un peu dévié à droite.

Vésicatoire, potion avec 0 gr. 50 de poudre de digitale. T. 38,8 ; P. 74 ; R. 48.

Le 10. Le même état persiste, le malade se décide à subir la thoracentèse. T. 38,2 ; P. 68 ; P. 42.

Le 11. On pratique l'opération dans le septième espace intercostal avec l'appareil de M. Potain et le trocart fin, n° 1 ; 1,900 gr. d'un liquide jaune citrin s'écoulent. — Il marque au densimètre 1,024 à 15° et se coagule promptement. — Nous portons un pronostic favorable. — Pas de quintes de toux, ni d'expectoration. Le murmure vésiculaire est immédiatement perçu, d'autant mieux qu'on applique l'oreille plus haut, la matité est moins complète, on perçoit du souffle. T. 39,2; P. 82; R. 38.

Nous avons recueilli chaque jour les urines dont l'analyse est rapportée dans le tableau de la page 17.

Le 12. La nuit dernière a été bonne. La dyspnée qui avait disparu dans la matinée, reparaît un peu ce soir, la langue est sale, pas d'appétit. T. 38,2; P. 80; R. 44.

Le 13. Le malade se trouve mieux, la dyspnée a diminué, appétit mauvais. Ipéca, 1 gr. 50. T. 38; Tartre stibié 0,05; P. 74; R. 36.

Le 14. L'état des voies digestives est meilleur. On entend le murmure vésiculaire faible jusqu'à 3 travers de doigts de la base du poumon.

Potion avec 0 gr. 50 de poudre de digitale. T. 37,8; P. 78; R. 34.

Le 15. Même état, le malade demande à manger. T. 37,4; P. 74; R. 34.

Le 16. Le mieux s'accuse, le malade est gai. T. 37,8; P. 78; R. 36.

Les température, le pouls et la respiration des jours suivants sont consignés dans le tableau de la page 17.

Le 20. Les forces reviennent, le murmure vésiculaire est très-nettement perçu jusqu'à 2 travers de doigts de la base, au dessous quelques légers frottements, le malade se lève et s'occupe dans l'appartement.

Le 28. Le malade reprend son travail, le murmure vésiculaire s'entend jusqu'au bas, mélangé à la partie la plus déclive à quelques frottements. La submatité, seule, persiste (Guérison 16 jours après l'opération).

Observation XVI (recueillie avec le Dr Landois). — X... rue St-Ambroise, 14, 28 ans, blanchisseuse, est alitée depuis 6 jours; le 28 février elle a été prise de vomissements après le repas du soir, la nuit s'est passée sans sommeil, elle avait ou trop chaud ou trop froid, et une douleur vive dans le côté droit de la poitrine.

Ce point de côté a duré 4 jours et a cédé, selon la malade, a des applications réitérées de sinapismes.

Elle n'a jamais été malade.

Le 4. Aujourd'hui la dyspnée est grande.

A la palpation : on constate à droite, en arrière, la diminution des vibrations thoraciques en haut, leur absence complète en bas.

A la percussion : matité complète jusqu'à l'angle inférieur de l'omoplate, défaut d'élasticité sous le doigt.

A l'auscultation à droite, le murmure vésiculaire ne s'entend plus que dans la fosse sus-épineuse, en avant sonorité exagérée sous la clavicule — à gauche respiration à timbre puéril.

A l'angle inférieur de l'omoplate on perçoit une égophonie très-nette. T. 39,8; Pouls 104; R. 42. Vésicatoire — potion avec 6 gr. teinture de scille, 0,10 extrait de digitale.

Le 5. La dyspnée a augmenté; l'égophonie s'entend à 2 travers de doigt plus haut qu'hier; pas de souffle. T. 38,2 P. 76; R. 44. — Même traitement.

Le 6. Même état; matité dans tout le côté droit en arrière et en avant; on perçoit un souffle sous l'aisselle. T. 38; P. 76; R. 44.

Le 7. Persistance des mêmes signes; le foie est abaissé de 6 centimètres; orthopnée. On décide l'opération pour demain. T. 37,8 P. 80; R. 52.

Le 8. On ponctionne le sixième espèce avec l'appareil Potain (onzième jour de la maladie) et le trocart n° 1; 1420 de liquide clair; d'une densité de 1020 laissant 58 g. 12 de résidu sec par kilogr. et contenant 0,49 de fibrine; pronostic favorable. T. 38.4; P. 84; R 48.

Le 9. La nuit a été bonne, la malade respire librement; on entend la murmure vésiculaire dans les 2/3 supérieurs du poumon; le son franchement mat n'est plus perçu que tout à fait en bas. T. 37,6. P. 80; R. 38.

Le 10. Le mieux est accusé par la malade même.

Le 11. Même état.

Le 15. L'appétit est languissant; Ipéca 1 g. 50; la submatité a remplacé la matité, respiration perçue presque jusqu'au bas.

Le 20. Les forces reviennent; la malade mange d'un bon appétit le sommeil est bon.

Le 30. La malade reprend son travail; la respiration s'entend jusqu'en bas, la submatité persiste avec quelques légers frottements (Guérie 29 jours après l'opération).

Obs. XVII (recueillie avec le Dr Gueneau). L... homme de 46 ans, pleurésie gauche, ponctionné le quatorzième jour, 860 gr. de liquide d'une densité de 1021, 69 g. 15 de résidu sec, 0,56 de fibrine par kilogr. Guérison 14 jours après l'opération.

Obs. XVIII L..., cantonnier, 26 ans, pleurésie gauche, ponction le douzième jour, 2,400 gr. de liquide d'une densité de 1021, 64 g. 18 de résidu sec par kilog, 0,43 de fibrine; guérison le vingt-sixième jour.

Obs. XVIX. N. Camionneur, 48 ans, pleurésie droite, ponction le douzième jour, 1700 gr. de liquide, densité 1023, 61 g. 20 de résidu sec par kilogr., fibrine, 0,19.

Le poids du résidu nous fait porter un pronostic favorable, bien que la quantité de fibrine soit très-faible.

Le liquide se reproduit et oblige à pratiquer une deuxième ponction le vingt-unième jour; 2,300 gr. de liquide, densité 1021, résidu sec par kilog., 59,05, fibrine 0,61

La fibrine a considérablement augmenté comme on le voit, circonstance tres-favorable; Guérison le trente-huitième jour.

Obs. XX. P... fumiste, 51 ans, pleurésie droite, ponction le quatorzième jour, 1525 gr., densité 1,020, résidu sec, 59,20, fibrine, ,20.

Le pronostic est encore assez bon, mais la quantité de fibrine très-faible.

Reproduction du liquide et nouvelle ponction le vingtième jour, 1,100 gr. de liquide, densité 1,019, résidu sec 62,25, fibrine 0,45.

La fibrine, absolument comme dans l'opération précédente, a considérablement augmenté; guérison le quarante-quatrième jour.

CONCLUSIONS

Pour résumer notre travail en quelques lignes nous dirons :

1° La thoracentèse est une opération parfaitement inoffensive par elle-même. Les accidents qui surviennent pendant ou après l'opération sont très-rares et ne doivent pas être invoqués comme des objections à son emploi.

2° Les épanchements pleurétiques font courir des dangers que le traitement médical ne peut prévenir le plus souvent, mais que la ponction de la poitrine empêche de se produire ou atténue considérablement.

3° Dans la pleurésie aiguë, avec épanchement moyen, le moment opportun pour pratiquer la thoracentèse parait être celui où la défervescence thermique s'accuse franchement, c'est-à-dire du dixième au quinzième jour. Si l'épanchement est considérable on doit opérer immédiatement sans attendre cette période.

4° L'examen chimique du liquide éclaire singulièrement le diagnostic et le pronostic en permettant de résoudre les questions suivantes :

a. L'épanchement appartient-il a une pleurésie franche ?

b. L'épanchement est-il sous la dépendance d'une affection du cœur ou des gros vaisseaux ?

c. L'épanchement est-il sous la dépendance de productions hétérologues (Tubercules, cancer, etc.).

5° De l'examen chimique de l'urine il ressort : que la

sécrétion urinaire augmente dans de notables proportions aussitôt après la ponction.

Que l'urée, les phosphates et les chlorures s'éliminent en grande quantité, pour atteindre leur chiffre normal au jour de la guérison.

6° Nos tableaux statistiques établissent ; que le septième espace intercostal a été plus souvent choisi que les autres dans la pratique de l'opération.

a. Que le pronostic est plus grave quand l'épanchement siége à droite que quand il siége à gauche.

b. Que la mortalité est plus grande chez l'homme que chez la femme.

c. Qu'elle est plus grande aussi chez l'adulte que chez l'enfant.

d. Qu'elle augmente progressivement avec l'âge et avec la durée de l'épanchement ; que cependant dans l'enfance elle est plus élevée dans les quelques années qui suivent la naissance que plus tard.

f. Que le temps moyen nécessaire à la guérison est de trois à quatre semaines.

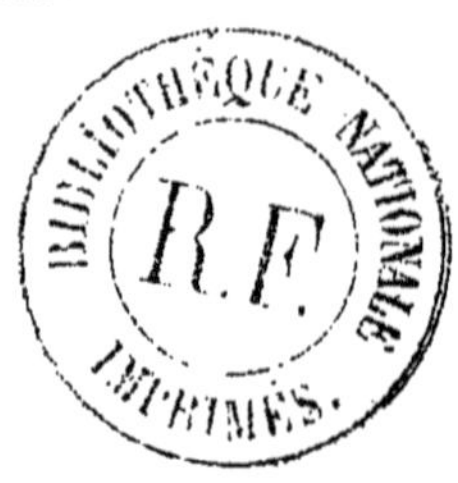

Paris. — A. Parent, imprimeur de la Faculté de Médecine, rue M.-le-Prince, 29-31.

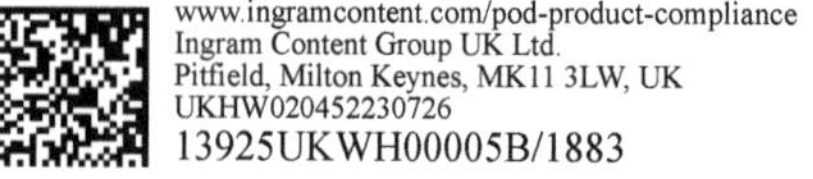
www.ingramcontent.com/pod-product-compliance
Ingram Content Group UK Ltd.
Pitfield, Milton Keynes, MK11 3LW, UK
UKHW020452230726
13925UKWH00005B/1883

9 782019 285906